QUELQUES REMARQUES NOUVELLES

SUR LES

ABCÈS DE FIXATION

Par M. le Dr X. ARNOZAN,
Professeur à la Faculté,
Médecin des hôpitaux de Bordeaux,

et

M. le Dr JACQUES CARLES,
Médecin des hôpitaux de Bordeaux.

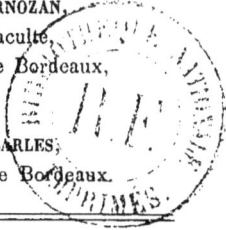

Extrait de la *Province Médicale*
(23 décembre 1905).

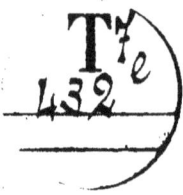

QUELQUES REMARQUES NOUVELLES

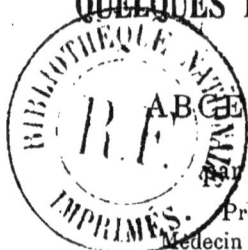

SUR LES

ABCÈS DE FIXATION

par M. le Dr ARNOZAN
Professeur à la Faculté,
Médecin des hôpitaux de Bordeaux,

et

M. le Dr JACQUES CARLES,
Médecin des hôpitaux de Bordeaux.

Voilà bientôt quinze ans que Fochier a utilisé et préconisé pour la première fois la méthode qui porte son nom. D'abord accueillie avec scepticisme ou étonnement, vivement discutée ensuite, elle tend aujourd'hui à devenir classique et à entrer définitivement dans le domaine thérapeutique.

Malgré les très nombreux travaux publiés sur le sujet durant ces dernières années (1), nous avons cru qu'il ne serait pas sans intérêt d'en faire connaître quelques indications et contre-indications nouvelles. Elles nous seront fournies par un certain nombre d'observations personnelles récentes et par l'étude de celles qui ont été faites dernièrement aussi bien en France qu'à l'étranger.

---

(1) Voir à ce sujet : Jacques CARLES, *Les abcès de fixation dans les maladies infectieuses et les intoxications.* Thèse de Bordeaux, 1902 (J.-B. Baillière et fils, édit.).

1

I. — Principe de la méthode de Fochier

On connaît le point de départ de la méthode de fixation. Fochier avait souvent remarqué au cours d'infections puerpérales ou d'infections généralisées à tendance pyogène une notable amélioration dans l'état des malades au moment où apparaissaient tous les signes d'une suppuration localisée ; de là, à provoquer artificiellement la formation d'un abcès en un point choisi à l'avance, à arrêter ou atténuer au moyen de cette collection purulente l'affection en cours il n'y avait qu'un pas ; c'est ce pas que Fochier a eu le grand mérite de savoir franchir.

Traiter une affection à tendance suppurative par la production artificielle d'une suppuration paraît en contradiction avec toutes nos idées modernes, et on doit craindre, semble-t-il, d'ajouter ainsi une infection nouvelle à la maladie traitée. En fait, il n'en est rien en raison de la nature même de l'abcès produit. Celui-ci, en effet, est presque constamment aseptique, ainsi qu'il ressort des nombreuses recherches que nous avons faites et qui ont été faites jusqu'à ce jour. On ne s'y attendrait guère, quand quelques heures après l'injection pyogène d'essence de térébenthine, on voit apparaître aux points choisis de larges placards rougeâtres ou ecchymotiques, de la douleur, de la chaleur, du gonflement, tous les signes

en un mot d'une violente inflammation locale. Et quand on incise l'énorme abcès souvent produit, au 5°, 8°, 15° jour, au moment
où il a tendance à s'ouvrir spontanément et
où l'infection est définitivement jugulée, on
est tout surpris de ne trouver aucun mi-
crobe, tant à l'examen direct que par les
cultures, dans les flots de pus qui s'écou-
lent sous le bistouri.

II. — Sa technique. Nécessité d'une asepsie rigoureuse

Il ne faut donc pas craindre, en utilisant
l'action pyogène locale de l'essence de térébenthine, d'ajouter une infection nouvelle à
celle que l'on cherche à combattre : le caractère aseptique du pus recueilli en est une
garantie. Mais cette absence même de microbes constitue en même temps une indi-
cation formelle à observer très rigoureusement les règles de l'antisepsie. Quand on
provoque ou quand on incise les abcès de
fixation, il faut donc brosser et savonner le
point où doit porter l'incision et toute la
région voisine, les laver minutieusement
à l'alcool ou à l'éther et au cyanure de mercure ; puis l'opérateur lui-même doit se
désinfecter rigoureusement les mains et
n'utiliser que des instruments et des pansements aseptiques ; ceux-ci doivent proté-
ger largement l'abcès ouvert et être solide-
ment faits. En un mot, jusqu'au moment de
sa cicatrisation complète, l'abcès de fixation

doit être traité comme une plaie chirurgicale aseptique. Ce n'est pas toujours facile chez des malades présentant souvent de profondes eschares, souillant leurs linges et leur literie, délirants et impatients de sentir un gros bandage au niveau de leur cuisse et de leur abdomen. Et pourtant, toute faute contre les règles de l'antisepsie expose les sujets traités à perdre une partie des bénéfices obtenus par la pyogénèse artificielle. Bien des fois nous en avons vu en pleine convalescence faire tout d'un coup une poussée fébrile (voir la courbe page 17. par exemple), nous aurions pu craindre un retour de leur affection causale, il n'en était rien ; il s'agissait seulement d'une infection légère du foyer de fixation mal protégé ou mal pansé. Stérile au moment de son incision, nous y trouvions alors des staphylocoques ou autres microbes. Une expression complète de la poche purulente, au besoin un drainage de quelques heures, un abondant lavage avec une solution de permanganate de potasse ou tout autre antiseptique, ont d'ailleurs vite raison de cette petite complication passagère et la cicatrisation reprend son cours rapide habituel. Mais, si on n'y prend garde, cet ensemencement microbien peut être le point de départ d'une suppuration interminable, de vastes décollements secondaires, de bien des accidents des plaies infectées. On en a souvent conclu que les abcès de fixation étaient une mau-

vaise méthode; en réalité, ils ne risquent de
le devenir que par la négligence et l'in-
curie du médecin qui les a provoqués. Nous
insistons d'autant plus sur ce dernier point
qu'il nous a été donné à plusieurs reprises
de voir quelques-uns de nos confrères provoquer, inciser et panser des abcès de fixation sans aucune précaution. A quoi bon,
pensaient-ils, faire de l'asepsie pour traiter
des foyers purulents. Une telle erreur ne
peut venir que de la méconnaissance abso-
lue de la méthode de Fochier et de l'igno-
rance de la stérilité habituelle des abcès
térébenthinés.

Une question de technique non moins
importante est celle des *doses d'essence* à
utiliser. On commence par 1 centimètre
cube que l'on injecte de préférence à la
partie externe de la cuisse et on ne renou-
velle l'injection en un autre point que si au
bout de douze à vingt-quatre heures, la réaction du premier abcès est nulle ou insuffisante.
On peut injecter ainsi successivement 2, 3 et
4 centimètres cubes d'essence. Dans ces conditions, nous avons souvent observé comme
Fochier que la suppuration suit une marche
rétrograde, et c'est la dernière piqûre qui
donne lieu au premier abcès, fait curieux
dont MM. Sabrazès et Muratet (1) ont aussi
reconnu la valeur au point de vue expéri-
mental.

(1) SABRAZÈS et MURATET. Abcès expérimentaux aseptiques à répétition (*Soc. de Biologie*, 21 novembre 1903).

Mais si au lieu de la dose normale de
1 centimètre cube, on injecte à la fois et en
un seul point 5 centimètres cubes comme
l'a fait Broese (1), par exemple, on peut
arriver sans doute par ce moyen à arrêter
une infection puerpérale ou une pneumonie,
mais on détermine en même temps et sans
aucun avantage d'énormes décollements,
de véritables phlegmons dont la cicatrisation peut être ensuite fort longue. Au contraire, après injection de 1 centimètre cube
d'essence, la guérison de l'abcès incisé est
très rapide et s'obtient en quelques jours.

III. — Mode d'action de la pyogénèse artificielle

Des centaines d'observations ont permis
d'établir à l'heure actuelle les résultats souvent très remarquables de la méthode de
Fochier. On n'en est guère plus avancé sur
son mode d'action exact.

On a cherché à l'expliquer en premier
lieu par les propriétés ozonisantes et stimulantes de l'essence de térébenthine. Celles-
ci sont assurément incontestables et, tout
dernièrement encore, Fabre (2) (de Lyon)
a pu obtenir d'excellents effets des injections
intra-utérines et des injections sous-cutanées d'eau térébenthinée dans certains cas
d'infections puerpérales à streptocoques. La

(1) Broese. *Deutsche medicinische Wochenschr.*, 1904.
(2) Fabre. Du traitement des infections puerpérales à
streptocoques (*Lyon médical*, 6 août 1905).

dilution de 1 centimètre cube d'essence dans 200 grammes de sérum artificiel lui a permis d'éviter la suppuration et d'utiliser seulement les propriétés stimulantes et antiseptiques de la térébenthine. En quelques heures, après une seule injection, ou bien après trois ou quatre injections successives, selon la gravité des cas, il a pu obtenir une défervescence complète chez une quinzaine de femmes infectées par le streptocoque. Dans deux autres cas où l'infection était due à des anaérobies, les résultats ont été défavorables.

Le pouvoir antimicrobien et antistreptococcique en particulier de l'essence de térébenthine ne saurait donc faire de doute, mais il ne suffit pas, à notre avis, à expliquer les bons effets des abcès de fixation et leur mode d'action est certainement plus complexe.

Non seulement, en effet, ils constituent de véritables métastases et diminuent peut-être par dérivation (Dieulafoy) les congestions morbides centrales; mais ils créent encore, grâce à la destruction d'un nombre considérable de leucocytes, une exagération très notable de l'état bactéricide normal du sérum (Branthôme). Ceci est amplement démontré par les expériences récentes et des plus intéressantes de La Torre (1).

_____

(1) Felice LA TORRE. Il mecanismo d'azione degli ascessi di fissazione. Roma, 1904,

Enfin, d'après l'expression si imagée de Revilliod, les abcès de fixation constituent en même temps de véritables abcès de dépuration. Il ne s'agit point là d'une simple théorie : c'est, en effet, une loi générale en pathologie que toute lésion locale spontanée ou artificielle constitue une voie d'appel où affluent les leucocytes. Ils y accourent chargés de corps inertes, de médicaments ou de microbes (1), si bien qu'un abcès provoqué peut être considéré comme réalisant une véritable saignée leucocytaire. Celle-ci permet à l'organisme de se débarrasser d'une foule de poisons de toute espèce, absorbés par les globules blancs. De plus, ceux-ci, en s'accumulant dans le foyer purulent, débarrassent tous les viscères et tous les points de l'organisme en état de moindre résistance où ils ont une tendance naturelle à se réunir. De cette agglomération peuvent résulter des inflammations chroniques, des dégénérescences ou même la formation de collections purulentes. L'établissement d'un ou de plusieurs abcès de fixation permet de prévenir leur production.

L'abcès de fixation semble donc constituer une sorte d'organe d'élimination temporaire, un moyen passager mais fort important de dépuration et de dérivation.

---

(1) Voir, à ce sujet, Jacques CARLES, Du rôle des leucocytes dans l'absorption ou l'élimination des substances étrangères à l'organisme. Paris, 1904, Vigot frères, éditeurs.

IV. — Pourquoi les abcès térébenthinés sont-ils aseptiques?

On s'étonnera peut-être dans ces conditions de ne point rencontrer de microbes parmi les nombreux leucocytes et les divers déchets éliminés avec le pus des abcès de fixation. Cela ne veut pas dire qu'ils n'y soient point apportés à un moment donné par les globules blancs qui viennent s'y déverser. Qu'un abcès se produise, en effet, au cours d'une pneumonie, d'une fièvre typhoïde, à la suite d'une piqûre de quinine, d'éther, de sérum, à la suite d'un simple traumatisme ou en un point antérieurement lésé, on y rencontrera le plus ordinairement les microbes de l'infection en cours (1). Seules les collections purulentes déterminées par l'essence de térébenthine font exception à cette loi générale et restent ordinairement stériles. N'est-ce point la conséquence de l'action antiseptique toute spéciale de l'essence?

Celle-ci n'est plus à démontrer (Chamberlan, Cadéac et Meunier, Winternitz, Fabre), et l'on sait que loin de se résorber l'essence de térébenthine se retrouve souvent dans les points injectés, si bien que le pus qui s'écoule à l'incision sent presque toujours la térébenthine. Est-il surprenant

(1) Sur ce point les travaux publiés sont considérables. Parmi les plus importants, nous citerons ceux de Turel, Netter, Zuber, Méry, Gauthier, Widal et Lesourd, Widal et Ravaut, Feygine et Abadie, Achard et Weil, Bureau et Laurens, etc.

dans ces conditions que les microbes attirés
en pareil milieu ne puissent y vivre et s'y
développer (1)? D'ailleurs l'expérimentation
a permis de démontrer que le pus des abcès
de fixation est un mauvais milieu de cul-
ture. Grawitz et de Bary ont démontré que
les microbes qui y sont ensemencés y péris-
sent, et Mosso et Eichel ont fait observer
que le pus térébenthiné ne se putréfie pas.

Mais si la fixation des microbes peut être
pressentie, non démontrée, il n'en est plus
de même pour les poisons. L'un de nous, en
particulier, a pu établir que le cuivre, mais
surtout l'arsenic et le mercure se fixent au
niveau des abcès provoqués, où on les
retrouve en quantité plus considérable que
dans les divers viscères. En est-il de même
des toxines microbiennes? Il est difficile de
faire autre chose que le soupçonner. Du
moins, les diverses considérations qui pré-
cèdent permettront de comprendre à quel
point doit être complexe le mode d'action
des abcès de fixation.

V. — LES INDICATIONS CLINIQUES DES ABCÈS DE FIXATION

Fochier en préconisant sa méthode avait
seulement l'intention de l'appliquer aux
maladies aiguës capables d'aboutir à la

---

(1) Tout récemment LEMOINE (*Soc. méd. hôp.*, Paris, 1905)
a pu déceler à plusieurs reprises quelques diplocoques pre-
nant le Gram dans le pus d'abcès de fixation faits chez des
sujets atteints de catarrhe suffocant, et cependant ce pus
ensemencé largement donnait des résultats négatifs.

suppuration. Le rapide exposé que nous venons de faire permet de saisir comment elle peut encore rendre des services au cours des autres maladies infectieuses et même dans certaines intoxications.

Nous ne reviendrons pas sur les nombreux succès obtenus par les abcès de fixation dans la *fièvre puerpérale* (1). Nous nous bornerons à dire que les observations publiées sur ce sujet depuis 1902, n'ont fait que confirmer ce qui avait été dit jusqu'à ce jour au sujet des services précieux qu'ils sont capables de rendre. La Torre (2), en particulier, qualifie de splendides les résultats que lui ont donnés dans ce cas les abcès de fixation.

Dans les *pneumonies et les broncho-pneumonies graves*, leur usage ne s'est pas moins multiplié. Fieux (3), par exemple, a signalé l'observation très remarquable d'une femme hystérectomisée pour rupture spontanée de l'utérus au cours du travail, et qui fit une pneumonie double fort grave durant ses suites de couches. Celle-ci guérit merveilleusement grâce à trois injections successives de 1 centimètre cube d'essence de térébenthine, et bien que l'état de la malade fût tout à fait désespéré.

---

(1) Voir à ce sujet : Jacques CARLES, *loc. cit.*, et TRIFON. *Les abcès de fixation dans les septicémies puerpérales.* Thèse Lyon, 1899-1900.

(2) LA TORRE, *loc. cit.*

(3) *Gaz. hebd. Sc. méd. de Bordeaux*, 1er mai 1904.

Hirigoyen (1) a traité de même avec un succès complet une broncho-pneumonie grave survenue au 8° mois de la grossesse, et Lemoine (2), au cours d'une épidémie de grippe, y a eu recours encore pour traiter quelques-uns de ses malades atteints de catarrhe suffocant. Neuf d'entre eux, traités par les moyens ordinaires, bains chauds, sangsues, etc., succombèrent ; à neuf autres, il fit des injections sous-cutanées d'essence de térébenthine, et, sur ce nombre, six guérirent. Ce furent ceux auxquels les piqûres furent faites de façon précoce. Elles avaient été tardives au contraire chez les trois qui moururent, et il ne se développa chez ces derniers aucune réaction locale, tandis qu'elle fut très marquée chez les six malades qui revinrent à la santé.

Enfin nous-mêmes aux seize cas que nous avons déjà publiés (3), de pneumonies et de broncho-pneumonies graves traitées par les abcès de fixation, nous pouvons en ajouter cinq autres avec deux morts et trois guérisons.

Chez ces malades, nous n'avons institué le traitement par les injections térébenthinées qu'après échec de toutes les médications usuelles et à un moment où leur état

---

(1) HIRIGOYEN. *Soc. Obstétr., Gynéc. et Pédiatrie de Bordeaux*, 9 mai 1905.

(2) LEMOINE. Abcès de fixation dans le catarrhe suffocant *Soc. médicale hôpit.*, Paris,, (9 mars 1905).

(3) ARNOZAN, Les abcès de fixation (*J. de médecine de Bordeaux*, 17 mars 1902), et Jacques CARLES, *loc. cit.*

était véritablement désespéré. Cela rend les résultats obtenus particulièrement remarquables. Une fois de plus nous avons pu vérifier chez eux, que les abcès ne réagissent que chez les sujets qui guérissent : « Là où il n'y a plus de vie saine qu'on « puisse appeler à l'aide, il n'y a plus d'ac- « tion thérapeutique possible. »

Mais, si les abcès de fixation rendent de grands services dans les pneumonies et broncho-pneumonies graves de l'adulte, il n'en est plus de même chez les tout *jeunes enfants*, et Mlle Campana et le Dr Codet-Boisse (1), puis le Dr Cellarier (2) ont établi qu'au-dessous de cinq ans, ils doivent être proscrits. Ils sont alors sans utilité et même deviennent souvent dangereux en raison des œdèmes très étendus ou du sphacèle de la peau qu'ils peuvent déterminer.

La *staphylococcie* est une affection relativement rare, et à notre connaissance on n'en a encore traité aucun cas par les abcès de fixation. A ce double titre nous croyons intéressant de donner avec quelques détails l'observation suivante qui permettra de juger en même temps de l'action vraiment surprenante qu'ils possèdent parfois.

---

(1) Mlle CAMPANA et M. CODET-BOISSE. Abcès de fixation dans quelques cas de broncho-pneumonies graves chez de jeunes enfants (*Gaz. hebd. Sc. méd. de Bordeaux*, mai 1904).

(2) CELLARIER. *Les abcès de fixation chez les enfants* (Thèse de Bordeaux, 1905).

Staphylococcie. Rhumatisme pseudo-infectieux avec albuminurie. Abcès de fixation. Guérison du rhuma-tisme, mais persistance de l'albuminurie.

André L..., seize ans, entre le 7 avril 1904 à la salle 14, lit 5, pour des douleurs articulaires accompagnées de dyspnée et d'une forte élévation de température. Rien d'intéressant au point de vue de ses antécédents héréditaires. Lui-même jusqu'à l'âge de sept ans n'a jamais été malade. Mais, à ce moment, il fait une chute sur une borne kilométrique et se blesse dans la région occipitale. La plaie qui en résulte, mal soignée, suppure pendant trois mois. Cette suppuration s'accompagne au bout de quelques semaines de fièvre, de douleurs articulaires et de torticolis; peu à peu ces divers phénomènes s'apaisent et la petite plaie guérit.

Mais trois ans et demi plus tard, le malade est obligé d'entrer à l'hôpital des Enfants pour une deuxième crise tout à fait semblable à la première; c'est la même hyperthermie, le même torticolis, ce sont les mêmes fluxions polyarticulaires; à ce moment, l'analyse bactériologique du sang y décèle la présence de staphylocoques. Pendant dix-huit mois, l'affection reste rebelle, on utilise tour à tour les injections de quinine, les diurétiques, le salicylate de méthyle, enfin la crise passée on l'envoie à Bagnères-de-Luchon.

Le 5 avril 1904, troisième retour offensif de la maladie; le petit malade éprouve dans la région du mamelon droit une vive douleur qui s'exagère sous l'influence des mouvements respiratoires, la dyspnée est vive, mais l'auscultation reste absolument négative; par contre, la température s'élève rapidement à 40°. Bientôt apparaît du torticolis, le cou est absolument immobilisé, le moindre mouvement arrache des cris au petit malade et la pression des apophyses épineuses est douloureuse; quelques heures plus tard les articulations radio-carpiennes, puis les coudes sont pris à leur tour. La tempéra-

ture s'abaisse légèrement sous l'influence du salicylate de soude, mais bientôt ce dernier médicament
est totalement inefficace et l'on doit recourir aux
injections sous-cutanées de chlorhydrate de quinine pour essayer de modifier une courbe qui rap-
pelle par ses grandes oscillations (40°2-38°8 le soir,
35°8-36°4 le matin) la courbe de la septicémie.
Mais cette médication reste aussi sans effet, les
poignets sont toujours tuméfiés et douloureux, la
tachycardie est intense, la face blême, l'état général mauvais, l'auscultation est toujours négative, et
une légère albuminurie apparaît.

Pendant un mois et demi on utilise tour à tour et
sans aucun succès, la quinine, le collargol, le ca-
laya, la levure de bière.

Dans les premiers jours de juin, le torticolis, lié à
de l'arthrite des articulations vertébrales, persiste
encore, ainsi que le gonflement et la douleur des
deux poignets, de plus il existe quelques douleurs
au niveau des coudes, des genoux, des cous-de-pied,
la température est toujours à grandes oscillations:
tous les deux jours, tous les trois jours, quelquefois tous les soirs le thermomètre atteint 39°, 39°2
et même 40°, rien ne fait céder cette hyperthermie.

Des vomissements apparaissent chaque jour,
l'appétit est nul et le petit malade de plus en plus
pâle et amaigri commence à entrer dans la période
cachectisante de sa maladie. L'albuminurie a fortement augmenté, l'albumine atteint souvent 1 gramme
par litre.

L'examen du sang fait par M. le prof. agrégé Sabrazès décèle une notable exagération des polynu-
cléés; on compte 4.340.000 globules rouges et
26.660 globules blancs. Quelques-uns présentent
une légère réaction iodophile.

D'autre part l'examen bactériologique nous permet
de déceler la présence de staphylocoques dans le sang.

Toute médication ayant échoué et l'état général
empirant chaque jour, l'enfant était considéré
comme perdu à très bref délai.

C'est dans ces conditions désastreuses que nous eûmes recours finalement aux abcès de fixation (22 juin 1904).

On peut voir sur la courbe ci-contre les heureux effets obtenus au point de vue de l'hyperthermie.

En quelques jours, trois abcès de fixation amènent le retour à la température normale, alors que tous les procédés thérapeutiques utilisés jusque-là étaient restés sans effet.

Leur réaction fut assez lente, le troisième surtout évolua avec toutes les allures d'un abcès froid.

Le pus recueilli, extrêmement épais, sentait fortement l'essence de térébenthine ; une fois de plus, nous pûmes constater qu'il était stérile.

Mais en même temps que la température revenait à la normale, tous les phénomènes alarmants disparaissaient. Peu à peu on voit l'appétit revenir, la tachycardie et les douleurs articulaires rétrocéder ; chaque jour le petit malade semble sortir davantage de l'état de profonde dépression dans lequel il était plongé. Le 13 juillet, nous avons une alerte, le thermomètre monte le soir à 39°. Il ne s'agissait heureusement que d'une infection toute locale ; le pansement fait après l'incision du deuxième abcès était tombé, la plaie s'était infectée et nous pûmes y déceler des staphylocoques ; quelques injections de permanganate de potasse dans le foyer purulent, un drainage sérieux et quelques pansements humides à l'eau oxygénée ramenèrent rapidement les choses dans l'ordre ; dès le lendemain la température s'abaissait à la normale pour ne plus se relever.

Au 28 juillet époque à laquelle nous incisons le troisième abcès fait le 5 juillet, l'enfant se lève depuis déjà quelques jours et passe plusieurs heures à se promener dans le jardin. S'il ne quitte pas l'hôpital, c'est qu'il persiste encore une albuminurie intense, seul symptôme vis-à-vis duquel les abcès térébenthinés sont restés impuissants.

Le petit malade élimine chaque jour 1.200, 1.500

Juin .   Juillet

| CHALEUR R.C. | 14 | 15 | 16 | 17 | 18 | 19 | 20 | 21 | 22 | 23 | 24 | 25 | 26 | 27 | 28 | 29 | 30 | 1 | 2 | 3 | 4 | 5 | 6 | 7 | 8 | 9 | 10 | 11 | 12 | 13 | 14 | 15 | 16 |

Températures à grandes oscillations ayant débuté le 7 avril 1904 et persistant depuis cette époque avec les mêmes caractères.

1° Accès de fixation

2° Accès de fixation

3° Accès de fixation

Hyperthermie due à la réfection du palais et à l'introduction de la plaque du 2° labdeau.

Continuation définitive de la courbe régulière de T.

Louis MAYET del.

et même 2 litres d'urine par jour, elles contiennent 7 à 10 grammes d'urée, mais de 50 centigrammes à 3 grammes d'albumine rétractile et non rétractile, pas de cylindres mais quelques leucocytes.

Durant tout l'été on essaie de faire rétrocéder cette albuminurie par un régime approprié, le lait et même la rénothérapie ; mais c'est en vain, et chaque jour la quantité d'albumine oscille entre 1 gramme et 6 et 7 grammes avec un volume d'urine qui atteint 1 1/2 litre, 2 litres, 2 1/2 litres par jour.

L'état général néanmoins s'est remonté, le petit malade a réengraissé, l'appétit est tel qu'on est obligé de le surveiller pour qu'il ne mange point en cachette, la température reste définitivement à la normale.

Dans les premiers jours d'août il survient de la diarrhée, le volume des urines tombe à 800 grammes et l'albumine atteint 4 grammes par litre ; on observe également de l'œdème des jambes, de l'abdomen, des cuisses, un peu de bouffissure du visage, et de la céphalée avec des vomissements. Sous l'influence de la diète hydrique, puis du régime lacté absolu, ces divers phénomènes rétrocèdent, mais depuis cette époque le régime a dû devenir plus sévère, un repas de viande suffisant à faire réapparaître un peu de céphalée et de l'œdème malléolaire.

Le 17 novembre, sous l'influence d'une légère angine, la température remonte à 38°,6 ce qui n'était pas arrivé depuis plusieurs mois.

A la suite de cette infection légère, réapparaissent à nouveau les grandes oscillations fébriles observées durant l'hiver précédent (on note le soir 37°,8 et 39°,4, le matin 35°,4 à 36°) à dater du 17 novembre. En même temps réapparaissent des douleurs légères dans les coudes, les épaules, les genoux, au niveau du cou elles sont bientôt intenses et empêchent tout mouvement.

Nous faisons une prise de sang (27 novembre) et nous y trouvons encore des colonies de staphylocoques. Le volume de l'urine tombe à 600 et même

200 grammes en vingt-quatre heures et l'albumine devient indosable.

Le 6 décembre, douleurs polyarticulaires et hyperthermie avec grandes oscillations persistent toujours ; nous faisons au petit malade une injection de 1 centimètre cube d'essence de térébenthine à la cuisse droite. La réaction se dessine dès le lendemain et devient bientôt très intense. Au fur et à mesure que l'abcès se forme les douleurs articulaires s'atténuent, le 9 elles ont disparu, il en est de même de l'hyperthermie. Les reins ne paraissent point souffrir de l'injection térébenthinée. Le 9 novembre, nous notons bien une forte diminution de la quantité d'urine avec une albuminurie intense, mais il faut noter que le malade a à ce moment une grosse diarrhée. Dès le 12, au fur et à mesure qu'elle rétrocède, le volume des urines s'élève et l'albumine diminue.

Le 16, incision de l'abcès, il s'écoule 250 grammes de pus grumeleux, stérile.

Pour prévenir le retour des accidents infectieux qui viennent d'être conjurés, un deuxième abcès de remplacement a été fait la veille à la cuisse gauche,

Un nouvel examen du sang est pratiqué le 17 novembre, mais nos milieux de cultures restent stériles, plus de staphylocoques.

Ajoutons que le deuxième abcès incisé fut également stérile.

Depuis cette époque, sauf les phénomènes de néphrite chronique qui persistent toujours, aucun accident infectieux à relever ; à la date du 5 janvier 1905, il ne s'est plus reproduit ni poussée fébrile ni fluxions polyarticulaires et l'état général est relativement satisfaisant, étant donnée l'élimination quotidienne de 2, 3 et 6 grammes d'albumine.

Mais les affections que nous avons signalées plus haut ne sont pas les seules maladies infectieuses qui puissent être jugulées par les abcès de fixation et, à côté de l'observation précédente, nous pourrions citer encore un cas de *pseudo-tétanos* et trois cas de *méningite cérébro-spinale* fort graves (dont deux déjà publiés) (1), où malgré un état général des plus défavorables ils nous ont permis d'obtenir quatre succès. M. Laffond (de l'Isle-sur-Sorgue) a d'ailleurs utilisé cette méthode thérapeutique avec le plus grand succès dans divers cas de méningites, soit pneumococciques, soit même tuberculeuses (*Journal de médecine de Paris*, 27 avril 1905). A ce même point de vue, les observations de Vallot (2) ne sont pas moins intéressantes ; quatre cas de méningite cérébro-spinale traités par les méthodes variées ordinaires lui fournissent quatre décès ; trois autres au contraire pour lesquels la méthode de fixation fut instituée lui donnent trois succès.

Mais bien d'autres affections encore ont été traitées avec avantage par les abcès de fixation : certaines *varioles* graves (3) (Coste), quelques cas de *fièvre typhoïde*, de *fièvre paludéenne*, etc.

Non moins importants enfin sont les avantages qu'ils peuvent fournir au cours de *certaines intoxications aiguës*. Nous

---

(1) Thèse de Jacques CARLES, *loc. cit.*

(2) VALLOT. Traitement de la méningite cérébro-spinale par les abcès de fixation. Association française pour l'avancement des Sciences. Congrès de Cherbourg, août 1905.

(3) COSTE. Des abcès de fixation dans le traitement des varioles graves (Thèse de Montpellier, 1904).

signalerons à cet égard quelques observations dont nous donnerons un court résumé.

Une de nos plus intéressantes est la suivante : Une jeune fille de dix-neuf ans,
sans profession, tente le 22 septembre
dernier de s'asphyxier à l'aide d'un réchaud
à charbon. Au bout d'une heure on la trouve
sans connaissance dans sa chambre. Elle est
transportée à l'hôpital dans un état fort
grave, si bien que l'interne de garde doit
pratiquer à plusieurs reprises la respiration
artificielle.

Nous la voyons à la visite le lendemain
matin, elle répond bien à nos questions et
se plaint seulement d'une fatigue extrême
et d'un mal de tête intense. T. 37°,5.
Pouls 120, extrêmement mou. R. 20. Rate
un peu volumineuse. Rien du côté des autres
viscères. Dans le but de prévenir des accidents ultérieurs, nous lui faisons une injection de 1 centimètre cube d'essence de
térébenthine à la partie externe de la cuisse
gauche. La réaction est rapide et considérable, la jeune fille se rétablit très vite et
tous les troubles disparaissent bientôt au
fur et à mesure que la collection purulente
se constitue. Le 30 septembre, nous incisons
l'abcès, il s'en écoule 60 grammes de pus
rouge, absolument sanglant et les jours sui-
vants, jusqu'au moment de la cicatrisation
qui survient le 2 octobre, il suinte de la
sérosité couleur groseille ou chocolat. A
l'inverse de ce que l'on observe d'ordinaire,

l'examen microscopique nous fit voir que ce pus et cette sérosité étaient formés d'une petite quantité de globules blancs et d'un très grand nombre d'hématies légèrement déformées. Le 7 octobre, la jeune malade quittait l'hôpital en parfait état.

Cette observation mérite quelques réflexions, la première est fournie par l'absence de tout accident tardif à la suite de cette intoxication oxycarbonée grave. On sait que c'est assez rare et nous sommes assez disposés à attribuer cette heureuse terminaison à l'action de l'abcès de fixation fait ici à titre préventif. Nous basons cette opinion sur l'observation d'un homme de quarante ans que nous eûmes à traiter également il y a quelques mois pour une tentative analogue d'asphyxie par l'oxyde de carbone. Celle-ci paraissait légère, beaucoup plus bénigne que dans le cas précédent, aussi nous ne fîmes point d'abcès de fixation. Or, au bout de quelques jours, nous vîmes se développer au niveau du membre supérieur gauche tous les signes d'une névrite toxique grave (anesthésie, douleurs subjectives violentes, gêne des mouvements et légère atrophie). Elle nécessita une prolongation de séjour à l'hôpital de un mois et demi.

En comparant ces deux observations, nous ne pouvons nous empêcher de penser qu'on aurait peut-être évité chez le deuxième malade ces complications tardives au moyen d'un abcès de fixation.

Un autre point assez particulier de notre première observation est la présence tout à fait anormale d'une grande quantité de globules rouges dans le pus de fixation. Nous avions déjà relevé le fait dans un autre cas d'intoxication oxycarbonée fort grave qui, traitée par les abcès de fixation, guérit sans aucune complication et chez un autre malade qui s'était empoisonné avec du sel d'oseille, sel dont le mode d'action se rapproche certainement de celui de l'oxyde de carbone. Tardieu, en effet et tous les toxicologistes ont relevé l'aspect vermeil du sang dans cet empoisonnement comme dans celui par l'oxyde de carbone, et on sait que l'acide oxalique chauffé à 100° ou traité par l'acide sulfurique se décompose en CO^2 et CO.

Ce caractère sanglant du pus de fixation dans ces trois cas suivis de guérison nous a paru à la fois fort particulier et fort instructif au sujet du mode d'action de la méthode de Fochier.

S'il est impossible de retrouver tardivement de l'oxyde de carbone dans le pus des abcès provoqués, on peut y déceler le poison quand l'intoxication est due à des substances de recherche plus facile telles que les sels de mercure. Expérimentalement il est relativement simple d'y arriver, cliniquement, les résultats sont encore quelquefois positifs. En voici un exemple.

Un jeune étudiant de vingt-six ans tente, il y

a quelques mois, de s'empoisonner. Pour cela, il absorbe 0 gr. 75 de sublimé à 6 heures du soir, puis il sort de chez lui. Mais bientôt les douleurs qu'il ressent deviennent intolérables, il avoue ce qu'il vient de faire et réclame du secours. C'est à 10 heures du soir seulement qu'on pratique un lavage d'estomac. Le lendemain, oligurie, albuminurie, diarrhée ; dans les selles on trouve du mercure, il fait défaut dans les urines. Nous basant sur les résultats de fixation des poisons minéraux que nous avions obtenus par l'expérimentation, nous pratiquons une injection de 1 centimètre cube de térébenthine à la cuisse gauche du malade dès qu'il est confié à nos soins, c'est-à-dire quinze heures après l'absorption du sublimé. Au 6° jour le gros abcès formé était incisé, nous y trouvions des traces de mercure. Au bout de quelques semaines l'albuminurie et la diarrhée avaient rétrocédé, la guérison était complète.

Au contraire, chez une femme de vingt-quatre ans soignée par notre confrère le Dr Denucé, nous faisons un premier abcès de fixation cinq jours seulement après l'absorption de 5 grammes de sublimé. L'abcès réagit fort mal et son développement a pour unique résultat de déterminer chez la malade, anurique depuis cinq jours, une diurèse passagère de deux jours (1 litre et 1 litre 1/2). Nous cherchons à produire ensuite un deuxième et un troisième abcès de fixation aux 10° et 11° jours, mais aucune réaction n'apparaît aux points d'injection et la malade meurt bientôt en proie à une salivation profuse, une diarrhée et des hémorragies intestinales incessantes, une grosse albuminurie et une anurie presque complète.

Dans la petite quantité de pus que nous pûmes recueillir, il nous fut impossible de déceler la présence de mercure.

Ces deux observations comparées permettent de conclure que, pour bénéficier des abcès de fixation dans les intoxications aiguës, il est nécessaire d'y avoir recours d'une façon précoce.

Mais, si au lieu d'une absorption massive, d'une intoxication suraiguë, on doit combattre un *empoisonnement subaigu ou chronique*, alors les abcès de fixation paraissent ne plus être de mise. Une jeune femme, par exemple, soumise à la suite d'un accouchement à des injections vaginales de cyanure de mercure à 0, 25/1000, présente tardivement au bout de dix jours de l'anurie presque complète, une grosse albuminurie, de la stomatite, des tendances continuelles à la syncope. Nous essayons d'enrayer cette intoxication, subaiguë en quelque sorte, par deux abcès de fixation : dans ce cas, l'échec reste complet et la faible réaction locale obtenue ne peut retarder en rien la terminaison fatale. A priori, nous pouvions nous y attendre : Si la méthode de Fochier permet quelquefois de localiser et de neutraliser les effets de certains poisons fixés encore sur les globules blancs, elle est à coup sûr incapable de combattre les dégénérescences viscérales et les nécroses cellulaires déjà constituées.

En définitive, sans avoir la prétention de limiter l'usage des abcès de fixation aux seules affections que nous venons de signaler, nous croyons que leur emploi ne doit pas se généraliser à toutes sortes de maladies. Leurs indications sont en effet fort précises.

On n'oubliera pas en particulier que leurs effets, souvent fort intenses, sont assez passagers, c'est dire que leur mise en œuvre doit être réservée aux seules maladies aiguës. Vouloir traiter par leur moyen un processus chronique ou des lésions dégénératives nous paraît incompatible avec leur façon d'agir.

De plus, on ne doit jamais les provoquer à la légère. En raison de la douleur qu'ils déterminent et des soins minutieux qu'ils nécessitent, ils constituent, en effet, une véritable méthode d'exception.

Mais quand les procédés classiques ont déjà échoué, ou semblent devoir rester impuissants, ils représentent une réserve thérapeutique précieuse, susceptible de fournir les plus brillants succès dans bien des cas considérés comme désespérés.

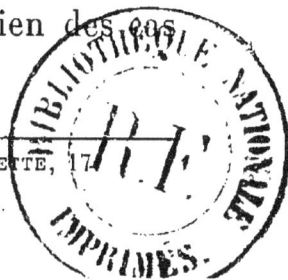

PARIS — IMPRIMERIE F. LEVÉ, RUE CASSETTE, 17

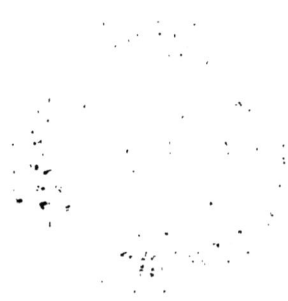

www.ingramcontent.com/pod-product-compliance
Lightning Source LLC
Chambersburg PA
CBHW070745210326
41520CB00016B/4587